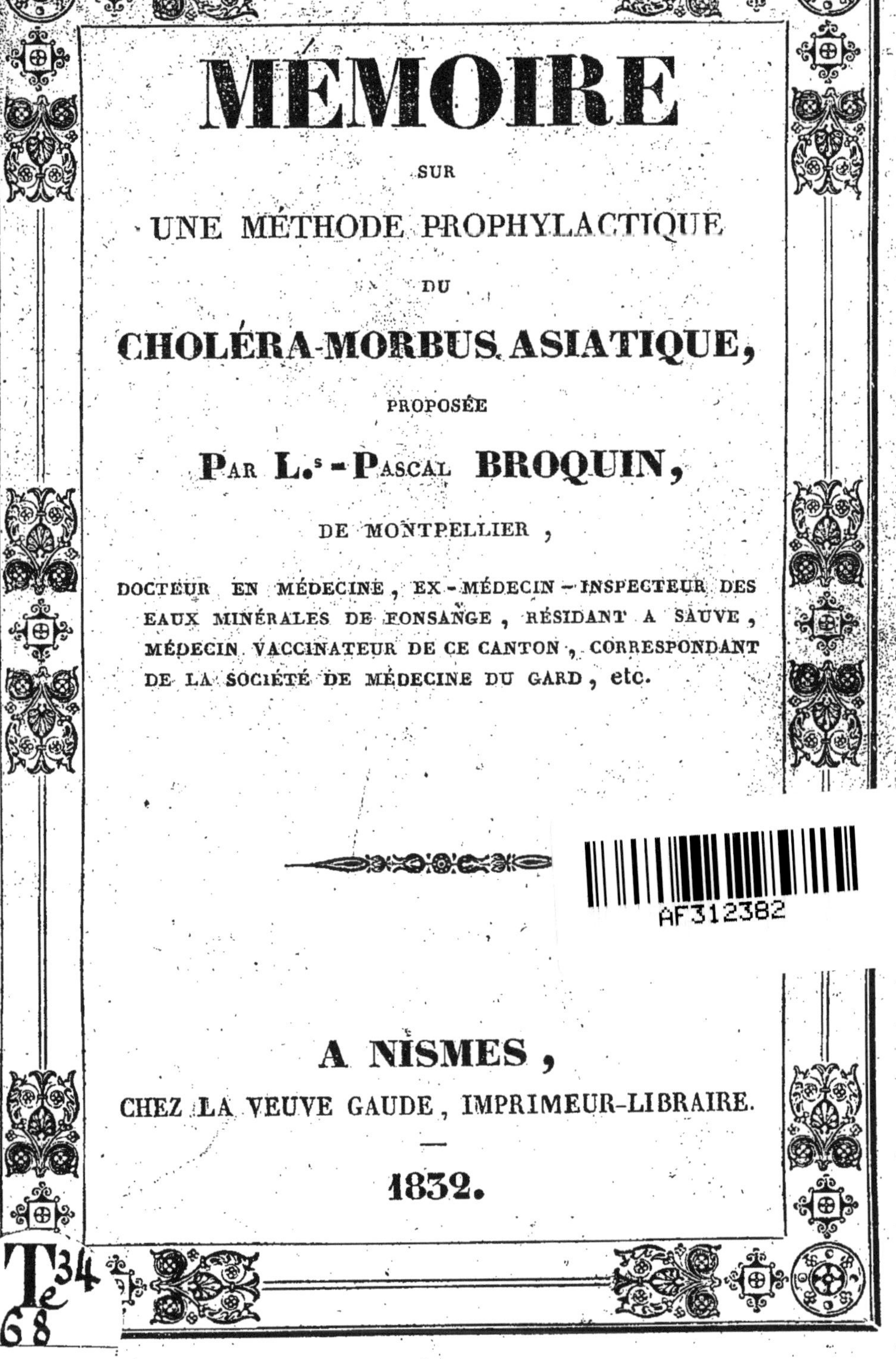

# MÉMOIRE

SUR

## UNE MÉTHODE PROPHYLACTIQUE

DU

## CHOLÉRA-MORBUS ASIATIQUE,

PROPOSÉE

## Par L.ˢ-Pascal BROQUIN,

DE MONTPELLIER,

DOCTEUR EN MÉDECINE, EX-MÉDECIN-INSPECTEUR DES EAUX MINÉRALES DE FONSANGE, RÉSIDANT A SAUVE, MÉDECIN VACCINATEUR DE CE CANTON, CORRESPONDANT DE LA SOCIÉTÉ DE MÉDECINE DU GARD, etc.



A NISMES,

CHEZ LA VEUVE GAUDE, IMPRIMEUR-LIBRAIRE.

—

1832.

# MÉMOIRE

SUR

## UNE MÉTHODE PROPHYLACTIQUE

DU

## CHOLÉRA-MORBUS ASIATIQUE,

PROPOSÉE

## Par L.ˢ-Pascal BROQUIN,

DE MONTPELLIER ,

DOCTEUR EN MÉDECINE , EX-MÉDECIN-INSPECTEUR DES EAUX MINÉRALES DE FONSANGE , RÉSIDANT A SAUVE , MÉDECIN VACCINATEUR DE CE CANTON , CORRESPONDANT DE LA SOCIÉTÉ DE MÉDECINE DU GARD , etc.

> Il est des fléaux dont il faut tâcher de se préserver , lorsqu'on ne connaît pas bien le moyen de les combattre. *Vid. infrà pag.* 17.

A NISMES ,

CHEZ LA VEUVE GAUDE , IMPRIMEUR-LIBRAIRE.

—

1832.

# AVANT-PROPOS.

—

Lorsque je me décidai à publier la découverte de ma méthode prophylactique du choléra-morbus asiatique, je ne me dissimulai pas les préventions auxquelles je serais en butte de la part de quelques-uns de mes collègues, sous le rapport de la science, mais encore les difficultés que j'aurais à éprouver de la part de quelques hommes qui se préviennent contre tout ce qui porte le nom de découverte ou de remède secret. Les exemples de quelques grands hommes en fournissent suffisamment la preuve. Mais, une chose à laquelle je devais d'autant moins m'attendre, puisque je ne demande aucune récompense d'avance, c'est l'obstination avec laquelle les autorités du département, en accueillant favorablement ma proposition, ont refusé de contracter aucune espèce d'engagement conditionnel avec moi. Le ministre, qui d'ailleurs a répondu aux différentes lettres que j'ai eu l'honneur de lui écrire, persiste à me demander en quoi consiste ma méthode, et élude jusqu'ici une récompense en me renvoyant aux dispositions du décret du 18 août 1810, concernant les remèdes secrets : c'est là au surplus la tactite de *l'insatiable milieu*. J'avoue que, si j'avais la fortune de nos modernes Crésus ou de quelques-uns de nos aristocrates nouveaux, j'aurais déjà déclaré quels sont mes moyens préservatifs ; car ma découverte appartient à tous les hommes , puisque je suis chargé , par les devoirs que mon état m'impose , non-seulement de les guérir lorsqu'ils sont malades , mais encore de leur donner mes conseils pour prévenir les maux auxquels ils peuvent être exposés. Si, par réciprocité, les services du médecin doivent exciter la gratitude des malades, combien à plus forte raison de la part d'un gouvernement *libéral*, pour un service aussi signalé que le mien! Au reste, j'ai annoncé , le 16 et le 20 octobre dernier, aux habitans du Midi, et à la ville de Nismes en particulier , par la voie de deux journaux et par des affiches (1), que j'étais disposé à leur déclarer ma méthode à des conditions qui seront connues non-seulement de la plupart des départemens de la France , mais encore de l'Europe, malgré les contradictions qu'on me fait éprouver ; car , comme il est sans doute en France des hommes animés d'un véritable patriotisme, j'espère que ces hommes à sentimens généreux , justes appréciateurs d'une découverte aussi importante , induiront nos *gouvernans* à nous sauver et à se sauver malgré eux-mêmes du fléau qui afflige notre belle patrie , en leur faisant comprendre que, dans une circonstance aussi déplorable, ils doivent faire abnégation du principe d'égoïsme qu'on peut leur appliquer jusqu'à ce jour. *Tantùm ex publicis malis sentimus , quantùm ad privatas res pertinet.* ( Tite-Live.)

(1) M. le maire de Nismes s'est refusé à l'apposition des placards , quoique revêtus des formes légales.

# MÉMOIRE

SUR

## UNE MÉTHODE PROPHYLACTIQUE

DU

## CHOLÉRA-MORBUS ASIATIQUE.

## PREMIÈRE PARTIE.

Tandis que le choléra-morbus s'avance dans nos contrées méridionales, et que, dans sa marche lugubre et dévastatrice, il répand la terreur et la désolation, l'autorité reculerait-elle devant les difficultés qu'il faut vaincre pour tâcher de s'en préserver ? Ne doit-elle pas accueillir de préférence, quoi qu'il en coûte, les moyens qui tendent à mettre une barrière entre ce fléau et les populations ?

Le gouvernement veille sans doute à notre conservation et à la sienne, et l'on ne peut disconvenir qu'indépendamment des mesures sanitaires et hygiéniques qu'il a déjà prises, il ne puisse retirer les plus grands avantages des commissions centrales de salubrité qui ont été formées dans tous les départemens, ainsi que

des circonscriptions médicales d'arrondisse-
ment. Mais, je dois le dire avec toute la conviction que je puis avoir à ce sujet, cela ne
suffit pas, car il faut non-seulement combattre
cette affreuse maladie lorsqu'elle s'est déclarée, mais il faut encore la prévenir. C'est dans
cette dernière vue que je proposai, il y a
plus de six mois, à quelques magistrats (1)
de nos départemens méridionaux, et que j'an-
nonce aujourd'hui à toutes les populations,
ma méthode prophylactique du choléra-mor-

(1) Dans le triste pressentiment où j'étais, que le
choléra-morbus se déclarerait tôt ou tard dans nos départemens méridionaux, j'écrivis, le 15 avril, à M. le
préfet du Gard ; le 30, à Messieurs les préfets du Rhône
et des Bouches-du-Rhône, et le 10 juin, à M. le pré-
sident de la commission centrale de salubrité, à peu
près en ces termes : « Lorsqu'une maladie, aussi ef-
« frayante par son nom que terrible par ses effets,
« exerce ses ravages dans la capitale et sur plusieurs
« points de quelques départemens, n'avons-nous pas à
« craindre qu'elle fasse son invasion dans le midi de la
« France, etc. ? » Je partageais, à cet égard, avec moins
de lumières et par conséquent avec plus de réserve,
la manière de voir du professeur Delpech, dont les sa-
vantes conférences fixèrent l'opinion de la plupart des
médecins du Midi, sur le terrible fléau auquel nous
sommes en proie. Qu'il me soit permis d'être ici l'in-
terprète des sentimens d'horreur et d'affliction qu'une
mort aussi fatale qu'imprévue inspire à tous les cœurs
ensibles et amis de l'humanité, à l'égard d'un homme
qui, par ses talens distingués, avait fait reculer les
bornes de la science.

bus asiatique, que je tiens infaillible, et qui réunit les plus grands avantages sans aucune espèce d'inconvénient. J'ai cru devoir la proposer, 1.º parce qu'elle est la seule méthode externe rationelle, et qu'à l'exception de quelques moyens hygiéniques dont je conseille l'usage comme moyens en quelque sorte secondaires, le mode de traitement m'appartient ; 2.º parce qu'il est probable que cette affection pernicieuse est déterminée par une émanation miasmatique (1) qui a échappé et échappera sans doute encore long-temps à toute espèce d'investigations analytiques ; 3.º parce que j'ai toujours regardé le choléra-morbus comme une maladie contagieuse *sui generis*, ce que je prouverai plus tard ; 4.º enfin, parce qu'arrivée à sa seconde période, elle est le plus souvent incurable, et que ma méthode prophylactique ne nous expose à aucune chance fâcheuse.

(1) M. ***, qui dit n'être pas médecin, mais qui paraît être très-instruit, a adressé au ministre de l'intérieur un mémoire qui a été inséré dans le *Courrier du Midi*, du 28 avril 1832, dans lequel, en admettant que le choléra-morbus se propage tantôt par le contact, tantôt par la respiration, chez les individus prédisposés, il cherche à prouver avec beaucoup de sagacité que la cause déterminante de cette maladie tient aux conditions du fluide électrique de l'atmosphère, c'est-à-dire, à son état positif ou négatif, etc.

J'avoue qu'un sentiment de méfiance, dicté peut-être par la crainte qu'une proposition pareille fût mal accueillie par les médecins de Paris, et jugée avec prévention (1), a été cause que je ne me suis adressé au ministre qu'après y avoir été invité par plusieurs magistrats auxquels je l'avais communiquée (2).

(1) Il est des gens qui croient se donner une certaine importance en n'approuvant que difficilement et rarement ce que les autres font, et qui, comme le dit Molière,

> .... Les deux bras croisés, du haut de leur esprit,
> Regardent en pitié tout ce que chacun dit.

C'est là leur manie et leur péché mignon, et ils ne hasardent le plus souvent leur jugement que pour critiquer, d'une manière aussi inconvenante que déraisonnable, un ouvrage ou une chose qui n'est pas à leur portée ; ils auraient à la vérité autant de tort de la louer.

Il en est d'autres pour lesquels, comme dit l'auteur de la *Métromanie*,

> L'ouvrage est peu de chose et le seul nom fait tout.

Cependant ces hommes, peu conséquens, devraient savoir que les auteurs des plus grandes découvertes, tels que Flavio Gioja, Guttemberg et Harvey, étaient à peine connus, lorsque le premier inventa la boussole ; le second, l'imprimerie ; et le troisième découvrit la circulation du sang.

(2) Je n'ai écrit au ministre que le 21 d'août, et, dans ses deux réponses à mes deux premières lettres, il m'invite à lui faire connaître, par écrit, en quoi consiste ma méthode, afin qu'il puisse prendre l'avis des corps compétens, c'est-à-dire, la faire examiner et juger par l'académie de médecine. Je lui ai répondu, en date

D'ailleurs, je n'ai pas cru que, pour une découverte de cette nature, et qui intéresse le monde entier, il fallût me conformer rigoureusement à la loi concernant les remèdes secrets, d'autant que ma méthode, qui consiste essentiellement dans des moyens externes, n'est qu'une préparation temporanée ou une amalgame de substances simples, tirées de plusieurs règnes de la nature, et peu susceptibles d'une analyse chimique. Quoi qu'il en soit, les moyens préservatifs (1) internes et externes, proposés jusqu'ici, n'ayant aucun caractère de probabilité, puisque leur effet n'est point fondé sur l'observation (2), une méthode rationelle

du 30 septembre, que, ne demandant aucune récompense d'avance, je ne me rendrais à cette invitation que lorsque le gouvernement aurait contracté des engagemens conditionnels avec moi pour une chose dans laquelle je me crois aussi compétent. Au reste, M. le préfet de l'Ardèche est de tous les magistrats celui qui a le mieux saisi et apprécié ma proposition, et qui y ait répondu en conséquence.

(1) Je ne puis qu'approuver tous les petits moyens préservatifs externes qu'on a proposés, tels que les ceintures hygiéniques, les sachets chlorurés, etc. Le sel volatil prophylactique et destiné à remplacer les chlorures dans les appartemens, est préférable en ce qu'il est d'une odeur agréable, et qu'il n'a pas l'inconvénient de ces derniers, qui, en résultat, n'ont pas fait merveille.

(2) La plupart des instructions de la science à nous encourager, a dit un aimable philosophe, ont plus de

est la seule qui puisse offrir, en pareil cas, quelque garantie. C'est à ce titre que je propose ma méthode prophylactique que j'appelle *Méthode d'induction*, et qui porte avec elle le cachet de l'expérience, en ce que je prends la plus grande partie de mes moyens neutralisans sur les lieux qui, dans tous les temps, ont été à l'abri de toute espèce de maladie épidémique. Ils sont permanens et peu dispendieux pour les particuliers ; mais leur administration exige des précautions bien entendues et une persévérance qui peuvent seules en garantir entièrement le succès. A l'aide de mes procédés, je ne laisse pas la plus petite colonne d'air sans en changer sa nature délétère, à environ 200 ou 300 mètres de distance dans toute la ligne de circonvallation d'une ville ; mais je ne me charge de la mettre à l'abri de l'épidémie, que tout autant que le fléau n'y a pas pénétré ; car, dans le cas contraire, je ne puis préserver que les quartiers qui en sont le plus éloignés (1).

montre que de force, et d'ornement que de fruit........ La science est contrainte d'aller tous les jours empruntant, pour en faire patron à ses disciples, *de constance, d'innocence et de tranquillité*, etc. (Montaigne, liv. III, chap. 12, *De la peste.*)

(1) Dans une maladie épidémique, qui n'était peut-être que le renouvellement de celle qui avait régné peu d'années auparavant à Athènes, Hippocrate rendit

On sait que le choléra-morbus est plus dangereux que la peste, en ce qu'il est de tous les climats et de toutes les saisons, etc. C'est un ennemi d'autant plus redoutable, qu'il échappe à nos regards, à notre observation, et que nous ne pouvons atteindre qu'en l'enveloppant ; c'est un vrai Protée qu'il faut étouffer, et à l'égard duquel la recette (1) contre le fléau de la peste ne nous garantirait pas.

Ainsi, on a beau proposer et adopter des méthodes curatives, l'observation nous a prouvé jusqu'ici que le plus grand nombre de cholériques succombe lorsque la maladie est parvenue à sa seconde période ; car, comme malheureusement son invasion n'est pas toujours précédée par les mêmes prodromes, il arrive assez souvent que le malade, se reposant sur une fausse sécurité (2), n'appelle le médecin

des services si importans aux Athéniens, que, par un décret, ils arrêtèrent qu'il serait initié aux mystères de Cérès ; qu'il lui serait décerné une couronne d'or ; qu'il aurait le droit de citoyen, et qu'il serait entretenu dans le Prytanée, etc. De nos jours, certains *gouvernans*, soi-disant libéraux, n'attachent pas autant de prix aux services éminens qu'on peut rendre à la patrie. Louis XIV et Napoléon, dont les gouvernemens n'étaient rien moins que libéraux, les reconnaissaient mieux.

(1) *Mox, longe, tarde, cede, recede, redi.*

Fuyez au plutôt, éloignez-vous beaucoup, revenez tard.

(2) J'ai la conviction qu'en voulant rassurer les esprits sur la non-contagion du choléra, on a produit chez la

que lorsque les ressources de l'art sont insuf-
fisantes. En admettant même la possibilité de
guérir en pareille circonstance un bien petit
nombre de malades, un traitement rationel
est le seul qui doive être adopté, d'autant que
nous savons que, parmi plusieurs modes de
traitement, le Brownien, par exemple, qui,
d'après quelques médecins français, paraît
le moins convenir à cette maladie, a guéri
pourtant des malades ; et je suis très-porté à

plupart un effet tout opposé ; car, en inspirant un
peu moins de sécurité, on aurait pris et on prendrait
plus de précautions, et, par là même, on arriverait
à des résultats plus heureux. J'ai vu des hommes cré-
dules ou de mauvaise foi, blâmer hautement le professeur Delpech de s'être déclaré contagioniste, et d'avoir
dit que tôt ou tard nous serions envahis par le choléra.
À-t-il dit vrai ? Quant à moi,

> Je le redis sans hyperboles,
> Un jour le mal nous gagnera,
> A moins que, par des protocoles,
> On n'arrête le choléra.

Cependant, une circonstance particulière qui doit
le plus rassurer les esprits, c'est que le choléra, à
ce qu'il paraît, perd de son intensité par son séjour
dans le même pays ; et il y a même lieu de croire
que, s'il devenait endémique, il suivrait la marche des
autres maladies qui nous ont été importées, et qui à la
longue ont perdu de leur caractère de gravité.

Je pense même que, comme le virus vaccin est
l'agent neutralisant de la cause prédisposante de la petite
vérole, le principe cholérique pourra rencontrer un
jour le sien.

croire que les personnes d'un âge avancé, chez lesquelles d'anciennes maladies ont laissé de la faiblesse et quelque altération organique, se trouveraient beaucoup mieux de ce traitement qui ne doit pas être exclusif. Quant au mode de propagation qui a été pour certaines gens une affaire *de convention*, qu'il ait lieu par contagion, par infection ou par pénétration, nous ferons remarquer que, si la maladie s'est développée quelquefois chez des personnes qui n'auraient pas été en contact avec des cholériques, elle s'est déclarée le plus souvent, comme l'a dit Broussais, dans une maison en affectant presque toujours plusieurs personnes l'une après l'autre, ou plusieurs à la fois : il ne connaît pas même d'exemple de maison où elle se soit bornée à un seul individu. Je ne doute pas, ajoute-t-il, qu'il n'y en ait, mais du moins je connais beaucoup de cas contraires.

Quand on est appelé, dit-il encore, pour un cholérique dans une maison, le lendemain, le surlendemain, il y a encore deux, trois ou quatre malades. Ceci ferait soupçonner qu'il y a infection, qu'il y a communication de la maladie qui est transmise du cholérique aux personnes qui lui donnent des secours. D'un autre côté, si nous admettons que les personnes de la même maison pourraient être considérées comme existant sous la même influence (1), et par conséquent comme contractant la maladie indépendamment de toute contagion, on ne peut nier que l'on n'ait vu le choléra se déclarer dans le même lieu à différens étages, chez des familles dont les habitudes et le genre de vie n'étaient pas les mêmes, sous aucune espèce de rapport. Parmi les faits les plus frappans de la contagion dont les journaux ont fait mention, le docteur Giot rappelle celui d'un médecin qui fut appelé pour l'enfant malade d'une veuve. Cet enfant était atteint du choléra, mais les symptômes étaient peu alarmans. Le médecin, après avoir ordonné quelques remèdes de précaution, rassura la mère, et lui dit qu'il viendra la revoir bientôt. Dans la soirée, l'enfant était soulagé, mais la mère était tombée malade, et était assistée de ses autres enfans. Le lendemain, la mère et ses six enfans étaient morts ; le premier atteint avait seul survécu.

Des faits multipliés de cette nature prouvent d'une manière péremptoire que la maladie agit par contagion, mais le plus souvent sur des individus prédisposés ; et c'est cette cause

(1) Une remarque qui n'aura pas échappé aux médecins observateurs, c'est que la plupart des maladies qui ont leur siége dans les premières voies, reçoiven l'influence de l'épidémie régnante.

prédisposante qui a fait naître des doutes sur l'existence de l'élément ou principe contagieux. Si l'on me demande en quoi consiste cette cause prédisposante, je répondrai, dans d'anciennes altérations organiques, dans un mauvais état des voies digestives, et dans des affections de l'âme, telles que la colère, la tristesse et la peur etc., etc. Cette dernière sensation expose plus que d'autres aux atteintes d'une maladie, parce qu'elle relâche tous les organes, facilite l'absorption de tous les principes délétères dont l'air ambiant peut être chargé (1),

(1) Je ne pense pas qu'il y ait des hommes instruits, assez dépourvus de jugement pour attribuer au hasard la non-infection de certains quartiers de Paris, à moins qu'ils ne nomment *hasard* leur situation topographique et les moyens neutralisans qui peuvent s'y trouver : ce sont ces mêmes moyens, du moins en partie, qui constituent ma méthode prophylactique. On sait aussi, n'en déplaise à quelques hommes d'un caractère respectable, que l'apparition du choléra à Serrières et à Arles, etc., qu'ils attribuent à la colère céleste, est due probablement à la situation topographique de ces deux villes, qui sont environnées d'eau et de marécages, et peut-être au *détritus* contenu dans les terres d'alluvion qui y abondent. Il en est d'autres qui, regardant le choléra-morbus comme un fléau de Dieu ( ce que je n'oserais contester ), prétendent que les secours de l'art, de quelque nature qu'ils soient, sont inutiles et en opposition avec les décrets de la Providence. Ils ignorent sans doute le précepte : *Altissimus creavit medicinam, vir prudens non rejecit illam. ( Ex Scholâ Salernitanâ.)*

et expose par là même beaucoup plus à la contagion des maladies épidémiques. Un esprit ferme et courageux est, au contraire, un des préservatifs contre ces maladies. Le célèbre et trop infortuné Delpech, qui a suivi pas à pas la contagion de cette maladie meurtrière, et qui l'a vue de proche en proche, nous a cité l'exemple d'un homme auquel l'on promit une forte somme d'argent, s'il voulait coucher dans un lit où on lui fit croire qu'était mort un cholérique. Il y consentit avec peine, fut atteint presque aussitôt de la maladie, et en mourut. Que diront maintenant les non-contagionistes, qui nient même le mode de contagion par voie d'importation, en lisant l'article suivant, écrit de New-Yorck le 19 juin 1832, et rapporté par plusieurs journaux : « Les émigrans d'Irlande au Canada ont ap- « porté le choléra (1) à Quebec et à Montréal ; « on dit même que, sur les bords du lac Cham- « plain, les hommes ont expiré, en quelques « heures, de cet horrible fléau ». Au reste, admettent-ils le principe général, que tout

(1) Si on se refuse à admettre que ce soit là le mode de contagion par voie d'importation, comment le nommera-t-on ? Je prétends qu'il y a l'un et l'autre : l'importation de la maladie de l'Irlande dans le Canada, et le mode de contagion immédiate des Irlandais à l'égard des Canadiens.

ce qui est épidémique peut être contagieux, mais que tout ce qui est contagieux, la gale, par exemple, n'est pas épidémique ? Je pourrais fournir d'autres preuves de la contagion; mais elles seraient surabondantes. Je terminerai cette première partie de mon mémoire, en invoquant l'autorité du docteur Double, dont le jugement en médecine est du plus grand poids. Dans un rapport que ce fameux médecin a fait à l'Académie de Paris, il dit, en parlant du choléra-morbus, que son pronostic est extrêmement grave et que les individus abandonnés à eux-mêmes périssent presque toujours, et qu'on ne peut avoir d'espoir que dans un prompt traitement; il ajoute qu'il n'y a point de remède spécial et applicable à tous les cas, et il engage à prendre les précautions nécessaires contre sa propagation. En effet, en nous attachant à ce dernier conseil, nous dirons qu'*il est des fléaux dont il faut tâcher de se préserver, lorsqu'on ne connaît pas bien le moyen de les combattre.*

# DEUXIÈME PARTIE.

*Melior est medicina præservativa quàm sanativa.* ( *Ex Scholâ Salernitanâ.* )

———

## Préceptes d'hygiène faciles à observer à l'approche du choléra.

Les préceptes les plus faciles à suivre, tant par la partie de la population livrée aux travaux de la campagne, que pour celle qui exerce dans les villes des professions reconnues peu salubres, sont ceux que nous allons indiquer. Nous y joindrons quelques avis pour le petit nombre de personnes riches ou aisées, pour lesquelles la conservation de la santé est l'objet de leur premier soin.

Sans avoir des notions bien précises sur la nature et sur la manière d'agir de la cause efficiente spécifique du choléra-morbus, on peut, ce me semble, assigner les moyens hygiéniques les plus convenables, et les précautions qu'on doit prendre pour tâcher de s'en préserver. En admettant surtout que cette cause existe dans l'air et les vents régnans, et que la maladie

est déterminée par une émanation miasmatique, on peut penser que tout ce qui est capable de changer ce mode d'action doit détruire
cette cause efficiente, et par là même nous
mettre à l'abri de son influence (1).

C'est dans cette affreuse maladie qu'on a pu
observer assez souvent combien le moral influe
sur le physique, et le physique sur le moral. Il
faut, autant qu'il est possible, en évitant toute
espèce de sensation forte et pénible, comme
la colère, la tristesse, tâcher de se garantir
des agens extérieurs qui pourraient, par leur
qualité insalubre, favoriser le développement
de la maladie. Ainsi les hommes qui se livrent
à des travaux forcés, et ceux qui travaillent à
la campagne, doivent se prémunir contre une
température froide et humide, ayant soin,
après le travail et dans l'état de sueur, de ne
pas prendre leur repas sans se couvrir comme
à l'ordinaire. Leurs vétemens doivent être pro-
pres et autant que possible de laine. Ils doivent éviter soigneusement de travailler les
pieds nus et surtout dans l'eau, et même, en
fossoyant, ils feront bien de mettre des sabots
ou des souliers forts, garnis, en dedans et par
dessus, de lambeaux de vieux chapeaux, comme
quelques-uns sont dans l'usage de le faire,

(1) L'invasion de la maladie, a dit le célèbre et mal-
heureux Delpech, tient aux conditions athmosphériques.

qui, par leur imperméabilité, les garantissent mieux de l'humidité que des guêtres de toile ou de toute autre étoffe. Ceux qui habitent des rez-de-chaussée doivent, en revenant de leurs travaux, porter un petit fagot de plantes aromatiques pour brûler lorsqu'ils seront réunis autour de leur foyer. Cette odeur, en se renouvelant tous les soirs, est un bon moyen d'assainissement pour leur habitation.

Leur régime doit être sain et nourrissant; ils ne doivent jamais sortir le matin, pendant l'épidémie, sans avoir la précaution, comme on dit, de *tuer le ver* avec un morceau de pain et un peu de vin. Les œufs, les pommes de terre, les châtaignes et les légumes secs, assaisonnés et apprêtés au gras, doivent être leur principale nourriture. Il convient de boire un peu de vin pur après la soupe, mais il faut en faire un usage modéré; ils peuvent boire aussi de la bonne piquette, et, sur un verre d'eau, mettre deux cueillerées à bouche d'eau-de-vie, lorsqu'ils n'aimeront pas de mettre de l'eau dans leur vin. Il est une classe d'artisans pour laquelle il est plus facile de prendre certaines précautions, attendu que le plus souvent ils travaillent en ville ou dans leur maison. Cependant, comme les forgerons, les serruriers, les boulangers et autres, sont le plus souvent dans un état de moiteur, ils doivent éviter, surtout le soir, de rester trop long-temps sur le seuil de leur porte, et encore plus particulièrement dans la rue et sur une place. Leur régime doit être à peu près le même, mais, comme ils sont presque toujours devant le feu et qu'ils sont souvent altérés, ils peuvent boire du vin mêlé d'eau, etc., et éviter dans le manger et dans le boire tout ce qui pourrait les échauffer.

Les bouchers, les charcutiers et les colporteurs d'huile, qui ont ordinairement la fibre lâche, doivent éviter plus particulièrement tout ce qui serait capable de trop relâcher soit à l'intérieur, soit à l'extérieur; ainsi l'usage du café, du chocolat, etc., qui serait contraire aux personnes de certaines professions, peut, jusqu'à un certain point, leur convenir. Ils feraient bien aussi de brûler dans leur boutique des plantes aromatiques ou des substances balsamiques.

Les tanneurs, les corroyeurs et les mégissiers, auxquels un semblable régime pourrait convenir, peuvent trouver peut-être, dans les moyens de préparation des cuirs et des peaux, quelques préservatifs ; mais ils doivent être très-circonspects sur le maniement des uns et des autres, avant qu'ils aient passé par le tannin. Au reste, ce que je ne fais que pressentir à leur égard, peut s'appliquer en général à tous les ouvriers qui travaillent dans les ateliers où des matières, soit minérales, soit végétales, sont en combustion et dans un état d'évaporation : je n'en excepte pas même ceux qui travaillent dans des ateliers à des matières animales réputées insalubres.

La tempérance dans tous les temps, et surtout lorsque le choléra règne, doit être pour toutes les classes une règle dont il ne faut pas s'écarter; chacun doit par conséquent éviter, avec le plus grand soin, les excès dans le boire et dans le manger. Les personnes sujettes aux maladies de nerfs, telles que la cardialgie ou crampe d'estomac, les céphalalgies ou maux de tête, les migraines par cause de réplétion ou d'irritabilité, doivent savoir résister aux tentations d'un bon repas, à la suite duquel Broussais assure avoir vu des personnes bien portantes être attaquées du choléra et mourir quelques heures après. Tout le monde sait que les ivrognes et les gens livrés à la débauche ont été des premiers atteints par la maladie. Il faut éviter encore toute fatigue violente et les communications sexuelles trop fréquentes : tous les genres de plaisirs désordonnés sont nuisibles dans tous les temps et pour tous les âges. Les personnes riches, toutes choses égales d'ailleurs, doivent être plus sobres et ne se nourrir qu'avec de la bonne viande de mouton, du bœuf, de la volaille, et ne pas se gorger de pâtisseries ni de viandes noires ; il faut qu'elles s'abstiennent encore de crudités et de charcuterie. En général il faut être très-réservé à l'égard des légumes aqueux, tels que le melon, le concombre, la courge ; les betteraves, la laitue, les épinards, etc. Sans interdire entièrement l'usage des fruits, nous rejetterons ceux d'une maturité hâtive, qui n'ont point les principes constituans des bons fruits, ainsi que ceux qui sont trop laxatifs, et nous recommanderons de ne manger des bons qu'avec beaucoup de modération. L'usage du lait doit être interdit, à moins qu'il ne soit d'un besoin indispensable, et qu'on le digère bien. L'abus des boissons alcooliques, telles que l'eau-de-vie, le rhum, le kirsch-wasser, peut devenir dangereux dans tous les temps, mais à plus forte raison lorsque le choléra règne dans le pays. L'usage de prendre, le matin à jeûn, quelqu'une de ces liqueurs, est nuisible, à moins qu'on ait la précaution de manger quelque chose pour que leur action sur l'estomac ne soit pas si sensible. Le vin vieux de bonne qualité, et bu avec modération, est la boisson la plus convenable après la soupe et à la fin du repas. Le vin rouge est préférable au blanc : les vins jeunes et les autres boissons qui n'ont pas bien fermenté, ou qui sont acides, peuvent occasionner des coliques et par suite la diarrhée. Les boissons froides, bues quand on a chaud, peuvent produire les plus mauvais effets, surtout quand elles sont prises en trop grande abondance.

J'ai observé avec assez d'attention que, depuis l'approche du choléra, la plupart des personnes qui mangeaient quelques fruits, ou buvaient dans l'intervalle de leurs repas, étaient dérangées dans leurs fonctions par une augmentation d'évacuations alvines tous les matins, qui quelquefois dégénéraient en diarrhée.

L'eau dont on doit faire usage pour boisson doit être limpide et fraîche, l'eau filtrée et celle d'une citerne bien propre sont préférables. Deux parties d'eau sur une partie de vin, et même par égale partie, forment une boisson très-saine.

Enfin, le pain, la viande et tout ce qui sert à l'entretien d'une population, doivent être l'objet de la plus grande surveillance d'un magistrat. Ajoutez à tous ces préceptes la tranquillité d'esprit et une vie doucement et agréablement active, et vous posséderez, après ma méthode prophylactique, les seuls moyens capables de vous affranchir des dangers de l'épidémie qui nous afflige.